AF496397

DE
L'ENTROPION
ET D'UN
NOUVEAU PROCÉDÉ OPÉRATOIRE

PAR

F. GAYE,
Docteur de la Faculté de médecine de Paris,
Médecin stagiaire au Val-de-Grâce.

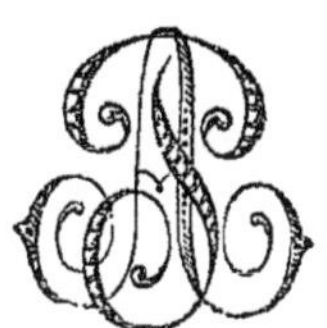

PARIS
A. PARENT, IMPRIMEUR DE LA FACULTÉ DE MÉDECINE
29-31, RUE MONSIEUR-LE-PRINCE, 29-31.

1878

DE L'ENTROPION

ET D'UN NOUVEAU PROCEDE OPERATOIRE

DE
L'ENTROPION

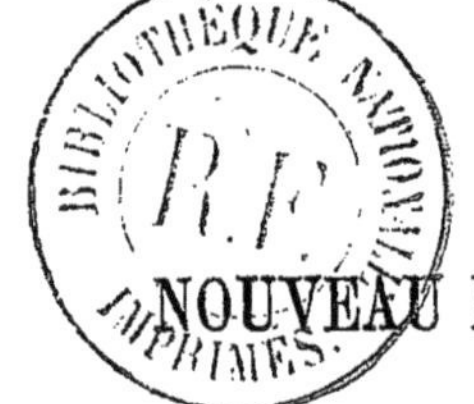

ET D'UN

NOUVEAU PROCÉDÉ OPÉRATOIRE

PAR

F. GAYE,
Docteur de la Faculté de médecine de Paris,
Médecin stagiaire au Val-de-Grâce.

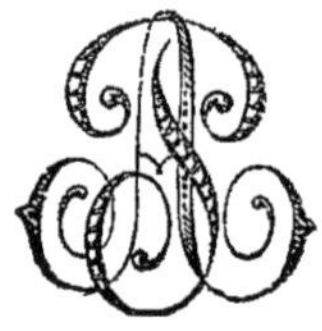

PARIS
A. PARENT, IMPRIMEUR DE LA FACULTÉ DE MÉDECINE
29-31, RUE MONSIEUR-LE-PRINCE, 29-31.

1878

DE L'ENTROPION

ET

D'UN NOUVEAU PROCÉDÉ OPÉRATOIRE

INTRODUCTION.

Nous nous sommes proposé, dans cette thèse, de faire une étude aussi complète que possible de l'entropion et d'exposer les principaux modes de traitement tentés jusqu'à ce jour pour en obtenir la guérison. Nous nous sommes surtout attaché à donner la description et à présenter les résultats d'un procédé découvert récemment et plusieurs fois déjà mis en pratique par M. le Dr Galezowski. Nous en avons fait ressortir autant que possible, les indications et les avantages, ayant eu l'occasion de les voir réussir complètement sur des entropions auxquels on avait plusieurs fois déjà inutilement appliqué les autres moyens chirurgicaux. L'idée n'est point nouvelle. Celse, A. Paré et Larrey avaient déjà mis en usage la cautérisation de la paupière. Abandonnée par eux et leurs successeurs, elle fut reprise par Delpech et Jobert (de Lamballe); mais ceux-ci également durent y renoncer. Quand on appliquait le fer rouge, il était presque impossible en effet de bien mesurer son action, et le rayonnement déterminait toujours une brûlure au-delà des points touchés.

Qu'il nous soit permis d'adresser ici à M. le Dr Galezowski, l'auteur de ce procédé, nos remercîments bien sincères pour les excellents conseils qu'il nous a donnés et les documents qu'il nous a fournis.

Remercions aussi notre ami Despagnet, son chef de clinique,

pour les renseignements et les observations qu'il a bien voulu nous communiquer.

DEFINITION.

L'entropion (de ἐν en dedans et τρέπω je tourne) est le renversement vers le globe oculaire du bord libre de la paupière.

L'entropion siége le plus ordinairement à la paupière inférieure; il peut être, suivant les cas, plus ou moins prononcé. Aussi les auteurs lui ont-ils décrit trois degrés : le premier, et c'est le plus fréquent, est caractérisé par une direction à peu près horizontale du cartilage; le second par un changement de position, qui fait que le bord ciliaire du tarse, qui regardait en bas pour la paupière supérieure, est maintenu dirigé en haut et inversement pour la paupière inférieure; enfin, dans le troisième degré, non-seulement le cartilage a subi un mouvement de bascule, mais il est enroulé sur lui-même au point que la face cutanée de la paupière vient frotter sur la cornée.

M. Cunier en a observé quelques cas, ainsi que M. Desmarres.

Ils sont heureusement fort rares.

ETIOLOGIE.

Les causes de l'entropion peuvent, d'une façon générale, être divisées en causes prédisposantes et occasionnelles.

Causes prédisposantes.

Les causes prédisposantes peuvent être :

1° Congénitales ou acquises.

Au premier groupe doivent se rapporter les observations d'entropion congénital citées par Ammon.

Au second appartiennent : 1° les cas observés à la suite de

fonte purulente de l'œil et d'atrophie consécutive de cet organe. M. Desmarres cite l'observation d'un homme qui, étant tombé la tête la première dans un baquet d'eau bouillante, eut une inflammation du globe oculaire. Malgré les soins les plus assidus, on ne put empêcher la fonte purulente de l'œil et son atrophie. Quelques jours après apparurent tous les symptômes de l'entropion.

A l'état normal la paupière est appliquée contre le globe oculaire, et sa direction est telle qu'une contraction du muscle orbiculaire ne fait que l'y appliquer davantage. De plus, comme ses fibres éprouvent partout la même résistance dans toute l'étendue de la surface oculaire, il en résulte qu'elles doivent se contracter toutes avec la même intensité. Mais si l'œil est profondément excavé, disposition qui n'est pas bien rare chez certains individus, la direction de la paupière n'est plus la même; son bord ciliaire est porté en dedans et sa face palpébrale ne vient plus s'appliquer exactement sur le globe oculaire. Joignez à cette prédisposition fâcheuse des contractions exagérées de l'orbiculaire, les fibres de ce muscle n'agiront pas partout avec la même intensité, le maximum de leur action aura lieu au bord ciliaire des paupières et de là grande chance d'entropion. Dans tous les cas cités par les auteurs d'entropion survenu tout à coup et sans autre cause connue que les contractions spasmodiques de l'orbiculaire, cette cause devait exister.

Entropion par exagération du tissu cellulaire sous-cutané, ou atrophie de celui qui est situé à la partie postérieure de l'orbite. — Le mécanisme de sa production dans le dernier cas ne diffère en rien de ce que nous avons exposé précédemment.

Qu'arrive-t-il dans le premier? Au-dessus du cartilage tarse slse forme un bourrelet graisseux, qui, comprimant son bord supérieur de dedans en dehors, tend à lui faire prendre la position horizontale. Qu'à cette cause vienne se joindre la moindre influence morbide amenant la contraction spasmodique de l'orbiculaire, et celui-ci bascule et l'entropion se produit. Cette forme ne s'observe que chez les vieillards et les gens doués d'un grand embonpoint.

Un fait de ce genre s'est présenté à la clinique. Une femme de 67 ans, d'un embonpoint extraordinaire, a, le 7 avril 1877, une conjonctivite catarrhale très-légère. Le troisième jour survint un entropion.

Causes occasionnelles.

Les causes occasionnelles pouvant déterminer l'entropion sont de trois ordres :

1° L'altération de la conjonctive.

2° Une altération du cartilage.

3° Une contraction spasmodique de l'orbiculaire.

Parmi les nombreuses lésions pouvant amener l'altération de la conjonctive, il faut citer :

1° La conjonctive granuleuse, affection très-commune qui n'a été bien étudiée que dans ces vingt dernières années, surtout par le Dr Veker. Le Dr Pagensteker, de Wiesbaden, dit : « que, depuis que l'ophthalmie granuleuse a fait de si grands progrès en Allemagne, et en particulier sur les bords du Rhin, il a vu survenir à sa suite de nombreux cas d'entropion. »

Les faits observés par cet auteur ne sont-ils pas d'accord avec ce que nous voyons dans nos hôpitaux, avec ce qui est rapporté par les médecins militaires revenant d'Algérie, où la conjonctivite granuleuse est si fréquente et où on observe consécutivement un si grand nombre d'entropions. M. Pagensteker semble redouter l'entropion comme un des accidents les plus communs après cette affection. M. de Vecker ne semble-t-il pas partager entièrement cette manière de voir, lorsque, parlant de la pathogénie de l'entropion, il dit : « Les causes de l'entropion peuvent toutes être rapportées au raccourcissement du tégument interne, comme celles de l'ectropion au raccourcissement du tégument externe. » Laissant ainsi de côté toutes les formes d'entropion non cicatriciel.

Tel n'est pas notre avis, car nous avons pu voir, soit dans le service de M. Panas, soit à la clinique de M. Galezowski, un grand nombre de granuleux parfaitement guéris sans déformation des voiles palpébraux. Quant à la nature des lésions ayant amené un changement dans la configuration des paupières, nous voyons des rétractions cicatricielles siégeant à 2 millimètres ou 2 millimètres et demi du bord libre, rétractions d'où partent les branches cicatricielles multiples s'étendant jusqu'au cul-de-sac oculo-palpébral rétréci, et amenant ainsi l'inversion de la paupière en dedans. Ces cicatrices produisent leur effet aussi bien dans le sens transversal que dans le sens vertical le tarse s'incurve de façon que sa face externe devient convexe, et on voit ainsi survenir ces changements de forme si variables allant depuis la simple incurvation jusqu'au recoquillement complet. En même temps le bord libre de la paupière s'arrondit, les cils viennent se porter contre le globe oculaire en formant quelquefois une double ou une triple rangée, et il se forme alors ce qu'on a appelé, suivant qu'il n'y a qu'une ou plusieurs rangées, un trichiasis, un districhiasis ou un tristrichiasis. Cette dernière complication est très-rare.

La production des cicatrices est liée au dépôt du tissu néoplasique dans la conjonctive et le tissu cellulaire sous-conjonctival. Ces produits s'organisent aux dépens du tissu cellulaire lui-même, et comme le tissu ainsi formé est fibreux, on comprend aisément pourquoi se produisent ces rétractions, que ne permettait pas un tissu lâche et peu adhérent. Nous pouvons déduire de là que du plus ou moins grand nombre de ces productions morbides dépendra la plus ou moins grande gravité de l'entropion, qui pourra avoir tous les degrés, depuis la simple incurvation jusqu'au renversement de la paupière en dedans. Mais, alors, pourquoi observe-t-on, à la suite de granulations, de l'entropion chez certains malades, tandis que d'autres n'en présentent aucun symptôme ? C'est qu'outre la présence des cicatrices, il faut, pour qu'il se produise de l'entropion, une contraction spasmodique ou organique du muscle ciliaire.

2° Les coups portés dans la région orbitaire avec épanchement de sang, les plaies, etc., etc. Pendant le travail de cicatrisation ou de résorption, il peut se former des rétractions du tissu ou se faire des adhérences anormales entre la conjonctive oculaire et palpébrale (symblépharon).

3° Les brûlures par les acides, par la chaux, par la potasse, en un mot par tout corps corrosif accidentellement tombé sur l'œil ou y étant appliqué comme moyen thérapeutique : cautérisations mal faites ou trop souvent répétées.

4° Ablation des tumeurs siégeant dans l'épaisseur des paupières, telles que les chalazions, les tumeurs cancéreuses et autres.

5° Les inflammations oculo-palpébrales, soit aiguës, soit chroniques. Aiguës, comme après l'opération de la cataracte, M. Desmarres rapporte le fait suivant : « Une femme âgée de 70 ans fut opérée par moi d'une cataracte en présence du docteur Solaville. Deux jours après, une inflammation intense. mais peu continue, ayant déterminé un peu de photophobie et une sensation de gêne extrême dans le mouvement des paupières, l'opérée prit l'habitude de fermer énergiquement les yeux à chaque instant. Quelques jours après, il survint un entropion à la paupière gauche inférieure, que j'opérai avec succès par l'enlèvement d'un large lambeau de peau; mais il se reproduisit quelque temps après (1). » M. le Dr Galezowski dit en avoir également observé plusieurs cas, surtout après l'opération de la cataracte par extraction.

Il se produit ici, comme dans toute inflammation, une infiltration œdémateuse du tissu cellulaire sous-cutané. Sa grande laxité permettant l'accumulation d'une forte quantité de sérosité, la peau se trouve considérablement distendue. La conjonctive, moins élastique, ne peut s'étendre autant que la peau, et alors le bord ciliaire se porte contre le globe oculaire. Surviennent les contractions du muscle ciliaire par suite de l'irritation produite par les cils frottant contre la cornée, et l'entropion se produit.

Pour M. de Vecker, l'entropion consécutif à l'extraction de la cataracte doit être attribué au chirurgien, qui aurait appliqué un bandage trop serré. Si l'inflammation est chronique, elle pourra déterminer des ulcérations qui, surtout si elles siégent près des cils, amèneront, en se cicatrisant, le retrait de la conjonctive.

(1) Desmarres. *Traité des maladies des yeux.*

II. *Altérations du cartilage tarse.* — Nous en avons déjà dit un mot en décrivant le mécanisme de l'entropion cicatriciel. Nous devons mentionner encore plusieurs causes de malformation de cet organe : ce sont, en première ligne, les ulcérations syphilitiques et scrofuleuses de la paupière qui, si elles sont prises à leur début, peuvent guérir sans laisser de trace de leur passage, mais qui peuvent, si on les laisse suivre leur cours, amener les désordres les plus graves dans la conformation du cartilage.

Viennent ensuite les chalazions, les tumeurs carcinomateuses, qui, superficielles à leur début, le compriment, altèrent sa nutrition et finissent par le perforer.

Quelquefois, pour opérer ces tumeurs, le chirurgien est obligé de l'entamer plus ou moins. Dans ce cas, l'entropion ne peut plus, comme quand il est consécutif à une lésion de la conjonctive, être réduit momentanément par une traction sur les téguments. Il est facile d'écarter légèrement du globe oculaire le bord ciliaire de la paupière et de ramener les cils en dehors, mais le cartilage tarse conserve la même position et demeure appliqué sur l'œil.

III. *Contractions spasmodiques de l'orbiculaire.* — A la suite d'ophthalmies chroniques, surtout aiguës, on voit survenir de la photophobie, accompagnée de spasme du muscle orbiculaire. Ces contractions souvent répétées amènent l'entropion. Ce blépharospasme est-il primitif, c'est-à-dire lié à une affection indépendante de l'appareil de la vision, ou bien est-il le résultat de l'inflammation oculo-palpébrale, de telle sorte qu'il y aurait relation de cause à effet? Deux opinions sont en présence. Chélius, professeur de clinique à Heidelberg, pense que cet état spasmodique, qu'il regarde comme assez fréquent, est très-souvent primitif. A l'appui de cette opinion, les auteurs, et Mackensie, entre autres, rapportent un certain nombre d'observations qui paraissent assez concluantes. Ils citent l'observation d'une dame qui, s'étant habituée à regarder de très-près de tout petits objets, avait été prise d'nn blépharospasme violent. Cette contraction disparaissait lorsqu'elle regardait d'un autre côté et reparaissait aussitôt qu'elle regardait les mêmes objets.

Ici, c'était la rétine surexcitée par une trop grande application, peut-être aussi congestionnée, qui était le point de départ de ces contractions musculaires. Il n'y avait pas la moindre trace d'inflammation oculo-palpébrale.

Dans certaines circonstances quelques auteurs rapportent que la photophobie et du blépharospasme se seraient manifestés à la suite de coups violents portés sur la tête, et dont les effets se seraient communiqués au cerveau et à ses membranes. Ils peuvent encore être sympathiques d'une affection de l'intestin, de l'utérus, ou provenir d'un trouble général ou particulier du système nerveux, lié surtout à des caries dentaires.

Schœn rapporte l'observation d'une jeune fille de 15 ans, qui était atteinte de blépharospasme depuis quinze mois, à la suite duquel il s'était produit un entropion. Toutes les médications furent impuissantes et vingt mois après les règles ayant apparu tout rentra dans l'ordre.

Pour Velpeau et la plupart des chirurgiens, cet état spasmodique doit être regardé comme très-rare, et doit se rattacher à une inflammation oculo-palpébrale, et à l'irritation produite par les cils sur le globe oculaire. Nous nous rangeons complètement à cette opinion, que vient corroborer l'observation suivante rapportée par M. Tillaux. « J'observai, dit-il, en 1872, un cas curieux de blépharospasme sur une jeune fille dans mon service à l'hôpital Saint-Louis. La maladie dont la cause est en général fort obscure, paraissait due à une légère conjonctivite contractée dans un lavoir. Elle était par conséquent d'une nature réflexe. Après plusieurs mois d'un traitement énergique et varié, auquel voulut bien collaborer M. Abadie par l'application de courants continus, la contracture augmentant toujours ainsi que l'entropion, je me décidai à pratiquer la section sous-cutanée des nerfs sus-orbitaires de chaque côté, et les yeux l'ouvrirent aussitôt comme par enchantement.

SYMPTOMES, DIAGNOSTIC, MARCHE, DUREE.

Le premier symptôme accusé par le malade est une douleur généralement assez vive ayant son siége dans l'œil; douleur accompagnée d'une sensation spéciale que le patient compare volontiers à ce qu'on éprouve alors qu'un corps étranger est interposé entre la paupière et le globe oculaire.

Comme cette douleur l'incommode vivement, il se frotte l'œil sans relâche et exerce des mouvements de clignotement comme pour se débarrasser de ce qu'il appelle un grain de sable.

Le chirurgien consulté alors peut constater :

1° Un renversement plus ou moins prononcé de la paupière en dedans. Ce renversement peut être ou partiel ou général. Quand il est partiel ce qui est le cas le plus rare, il siége à l'angle externe.

2° Les cils sont déviés et frottent contre la cornée.

3° Le cartilage est incurvé d'une façon plus ou moins considérable ; si l'affection s'est déclarée depuis déjà quelque temps la conjonctive est rouge et enflammée.

Des vaisseaux nombreux et de nouvelle formation parcourent la surface oculaire et vont aboutir à une ulcération. En même temps la cornée s'enflamme, s'ulcère, peut même se ramollir et se perforer. L'affection ne suit pas toujours cette marche. Elle passe alors à l'état chronique et si le chirurgien n'a pu enrayer sa marche, les symptômes précédemment décrits disparaissent tous à l'exception du renversement et d'un léger aspect nuageux de la cornée ; cela dure quelque temps, jusqu'à ce qu'une phlegmasie aigue survenant détermine des accidents encore plus graves que les premiers.

Selon qu'il est aigu ou chronique, selon la cause qui lui a donné naissance, l'entropion peut se terminer de différentes manières. S'il est aigu, s'il est survenu à la suite d'une phlegmasie il disparait le plus souvent avec elle ; au contraire s'il est chronique, si surtout il est lié à une altération de la muqueuse, du tarse, ou du bord ciliaire, il n'a aucune tendance à la guérison. Les symptômes qu'on voit survenir alors, consistent dans une série non interrompue d'accidents qui se terminent par la fonte purulente de l'œil, du moins si l'art n'intervient pas. La cornée se couvre de vaisseaux nombreux, devient nuageuse et intercepte plus ou moins complètement les rayons lumineux ; en même temps existe de la photophobie et du larmoiement. Un flux muqueux d'abord, puis séreux et séro-purulent coule constamment sur les joues. Là peut s'arrêter la marche de la maladie, arrivée en ce point elle peut même rétrograder.

La poussée inflammatoire après avoir persisté quelque temps, disparaît; mais bientôt sous l'influence de la cause, en apparence la plus légère, on voit reparaître la série des symptômes qui cette fois déterminent des accidents plus graves que les premiers. Des parties superficielles, la phlegmasie gagne les parties profondes; la cornée s'injecte, s'ulcère, devient complétement opaque, et finit par se perforer. Quelquefois on voit survenir une poussée inflammatoire en même temps que du blépharospasme.

Celui-ci peut faire passer l'entropion du deuxième au troisième degré, et être le point de départ des nouveaux accidents.

TRAITEMENT.

Les procédés opératoires, mis en usage jusqu'à ce jour, ont été tellement multipliés, que pour en faire une description complète, il faudrait nommer tous les chirurgien, qui ne trouvant dans aucune méthode toutes les indications nécessaires les modifieraient suivant leurs besoins. Aussi notre rôle se bornera-t-il à rappeler, d'une façon sommaire, les principaux types, à énumérer les divers changements qu'ils ont subis, et à signaler les indications qu'ils remplissent, pour les employer au besoin. Nous décrirons, en terminant, le nouveau mode opératoire, proposé, et depuis longtemps pratiqué par M. le Dr Galezowski, tâchant d'en faire ressortir les avantages et ajoutant à l'appui quelques observations.

Le procédé le plus anciennement connu, et mis encore journellement en usage, est celui de Celse. Aussi remplissant certaines indications que nous ferons connaître, le rapporterons-nous textuellement.

« Après avoir recouvert l'œil avec la paupière, que ce soit la supérieure ou l'inférieure, on la saisit par le milieu avec les doigts et on la soulève pour examiner combien il faut en ôter pour la ramener à son état naturel.

On a en cela deux inconvénients à éviter: le premier de trop couper, de peur que la paupière ne puisse plus recouvrir l'œil entièrement; le second de ne pas couper assez, de sorte qu'on ne serait pas plus avancé et que le malade aurait supporté une incision inutile. On trace avec de l'encre deux lignes qui comprennent ce que l'on doit retrancher; on laisse, entre le bord occupé par les cils et la ligne qui en est le plus proche, un peu de distance, afin de pouvoir y faire les points de suture nécessaires.

Les choses étant ainsi disposées, on coupe avec le bistouri ce qui est renfermé dans les deux lignes; si c'est la paupière supérieure qui est affectée on fait l'incision un peu au-dessus des cils, Si c'est l'inférieure, on la fait au-dessous et plus près des cils. On commence à couper du côté du petit angle, si c'est à l'œil gauche, et du côté grand si c'est à l'œil droit qu'on fait l'opération; on réunit ensuite les bords de la plaie par une simple suture, et l'on fait fermer l'œil. Si la paupière ne descend pas assez, on tient la suture un peu plus lâche; si elle descend trop on la tient plus serrée. On peut encore, si l'on veut, couper une petite bandelette au bord qui est en dessus. Lorsqu'on a coupé tout ce qui convient, on ajoute de nouveaux points de suture: il ne faudra pas en faire plus de trois; de plus si le mal est à la paupière supérieure, il faut faire une incision tout le long des cils, afin que se trouvant écartés du globe de l'œil, ils se dirigent dorénavant en dehors; souvent même si la paupière n'est pas fort renversée en dedans, cette seule incision suffit. Il n'est pas nécessaire d'en faire d'autres. »

Ce procédé ainsi que ceux qui en dérivent peut être d'une grande utilité dans les entropions du premier degré; non compliqués de blépharospasme. Il ne peut amener, en effet, que e redressement du bord supérieur du tarse, et ne supprime nullement le spasme de l'orbiculaire. Il a cependant pour lui sa grande simplicité et pourra rendre de réels services dans les cas légers que nous venons de citer.

Variétés. — Pour saisir le pli cutané qu'il est nécessaire d'exciser, M. Desmarres se sert d'un fil qu'il passe dans la peau avec une aiguille tout près du bord palpébral.

Dans ce même but, M. Péan se sert de la suture entortillée avec beaucoup de succès, mais il enfonce à cet effet les épingles jusque dans l'épaisseur du tarse et tout près du bord libre.

Janson et Lisfranc employaient une pince spéciale d'Adams pour exciser de larges plis verticaux, qu'ils réunissaient ensuite au moyen de la suture entortillée.

Procédé de Graefe. — Pour guérir l'entropion spasmodique, de Groefe recommande la méthode suivante: faire sur la peau à 3 millimètres du bord libre de la paupière, une incision parallèle et un peu moins longue que ce dernier; enlever ensuite un lambeau triangulaire, dont la base correspond à l'incision primitive, disséquer les rebords cutanés et les réunir par une suture.

Procédé de *Schreger* et de *Gerdy*. — Ces deux chirurgiens conseillent d'exciser tout le bord libre de la paupière, et d'enlever par conséquent toute la portion du cartilage tarse qu'ils ne pouvaient pas ramener a sa direction normale. Ce procédé qui présente des avantages a de bien graves inconvénients; car il prive l'œil d'un organe de protection qui le soustrait aux influences fâcheuses venues du dehors. De plus, si pendant le jour le malade peut en augmentant l'énergie des contractions de l'orbiculaire fermer les yeux, cela lui est impossible pendant la nuit. Dès lors, la muqueuse oculaire sera soumise à toutes les causes d'inflammation.

On a tenté quelquefois l'application de caustiques sur les voiles palpébraux dans le but d'amener une rétraction cicatricielle, et la réduction de l'entropion, mais on a dû y renoncer à cause des dangers qui pouvaient résulter de leur introduction dans l'œil, et de la difficulté qu'on éprouvait à diriger leur effet.

Quelques chirurgiens ont fait des applications souvent répétées de topiques astringents, tels que des solutions d'alun et de tannin. Comme adjuvant on pourra y joindre des bandelettes agglutinatives de diachylon ou de taffetas d'Angleterre. S'il s'agit d'un entropion léger, déterminé par une disposition vicieuse des fibres de l'orbiculaire, qui se sont accumulées en trop grande quantité près du bord ciliaire, il est à présumer que les bandelettes contre-balanceront l'action musculaire, et que cet état ayant persisté quelque temps, le renversement palpébral ne se reproduira plus. Si après avoir maintenu cette application pendant un temps assez long, on ne voyait pas d'amélioration, il ne faudrait pas s'obstiner davantage, de peur de perdre un temps précieux, malgré les nombreux cas de guérison rapportés par Fabrice d'Aquapendente et Scultet. Des auteurs dignes de foi et bons observateurs ont rapporté plusieurs cas d'entropion, même chronique, qui avaient cédé à ces simples applications et dont la guérison s'était maintenue plus de dix ans.

Demours rapporte des faits très-curieux : certains malades auraient parfois remplacé les bandelettes agglutinatives par l'application du doigt sur la paupière préalablement ramenée au dehors. Pour avoir quelque chance de succès, ils devaient exécuter cette manœuvre sans interruption, au moins pendant deux jours et deux nuits. Si pendant ce temps il leur arrivait, par fatigue et par inattention, de laisser rentrer leur paupière, ils perdaient tout le bénéfice du temps précédemment employé.

Nous nous contenterons de rapporter le fait suivant :

Une dame âgée de 70 ans était affectée d'entropion chronique depuis quatorze ans et jamais elle n'avait voulu se soumettre à une opération. Etant venue consulter Demours, celui-ci lui conseilla d'appliquer la pulpe du doigt sur la paupière déviée. Elle le fit, et au bout de deux jours et deux nuits l'entropion fut guéri et ne se reproduisit pas.

En citant ces faits notre intention n'est pas de recommander ce procédé, mais seulement d'indiquer, le cas échéant, au praticien, le moyen de traiter cette affection chez les malades pusillanimes et ne pouvant ou ne voulant supporter une opération.

M. Desmarres emploie le collodion contre l'entropion consécutif à l'opération de la cataracte. M. le Professeur Broca fixe une bandelette à la paupière au moyen de collodion, puis il vient l'attacher derrière l'oreille, ou à la partie inférieure de la joue.

Caron du Villards a eu un succès en appliquant un vésicatoire qu'il fit suppurer, et la cicatrisation produisit un retrait assez grand pour amener la guérison.

Dans le même cas Nélaton applique de petites serres fines courbes sur la paupière, en ayant soin qu'une des branches se trouve très-rapprochée du bord libre, et que l'autre embrasse une étendue de peau assez considérable pour réduire l'entropion. Il les maintient ainsi en place pendant quelques jours. M. le Dr Galezowski dit avoir obtenu de bons résultats par cette méthode ; mais il faut avoir soin de déplacer chaque jour les serres-fines pour que la peau ne soit pas coupée par les griffes de ce petit instrument.

Procédé de Crampton.—L'opérateur saisit avec une forte pince la paupière renversée et l'incise à 2 millimètres du point lacrymal. Cette incision, qui doit être pratiquée d'un seul coup et comprendre toute l'épaisseur de la paupière, devra avoir une épaisseur de 4 ou 6 millimètres. Une incision exactement semblable à la première doit être faite de l'autre côté de l'œil et à la même distance de l'angle externe. Cela fait le chirurgien saisit au moyen d'une forte pince d'Adams la partie de la paupière comprise entre les deux incisions et la renverse largement en dehors ; puis il pratique une incision transversale assez profonde pour intéresser le tissu muqueux et le cartilage tarse, et assez large pour qu'elle s'étende d'une incision à l'autre. On abandonne ensuite les plaies à elles-mêmes en ayant soin de les panser avec un peu de cérat, et de maintenir entre leurs lèvres quelques brins de charpie pour que la réunion ne se fasse pas.

Pour maintenir les paupières dans la position que leur a donnée l'opération, on les y maintient par un fil fixé au front pour la paupière supérieure et à la joue pour la paupière inférieure.

Guthrie a modifié ce procédé en supprimant l'incision transversale de la conjonctive et du cartilage tarse, et en la remplaçant par la méthode de Celse.

M. Desmarres fait les deux dans les cas très-rebelles. Sunders enlève le cartilage tarse.

Cette méthode a pu donner de bons résultats ; mais malheureusement ils ne sont pas de longue durée. En effet, les deux incisions verticales donnent des effets immédiats très-satisfaisants en augmentant le diamètre transversal et en diminuant par conséquent la compression exercée sur le globe oculaire. En outre les cils trichiasiques, s'il en existe, n'exercent plus d'irritation sur la cornée. De plus une indication très importante se trouve remplie : les fibres internes du muscle orbiculaire étant comprises dans les incisions, le blépharospasme est supprimé. Mais ces succès ne seront pas durables, car la cicatrisation tendra au moins à faire reparaître l'affection, si elle ne contribue à l'exagérer.

Wardrop fait l'incision du ligament palpébral externe.

Janson pratique une incision sur la peau en ayant soin de ne pas épargner les fibres de l'orbiculaire, qu'il coupe perpendiculairement à leur direction.

Key, agit au moyen d'incisions verticales intéressant la peau et quelques fibres de l'orbiculaire.

Enfin Cunier et Pestrequin font l'incision sous-cutanée du muscle orbiculaire. Arriverait-on à faire l'incision des deux faisceaux de l'orbiculaire? les fibres de ce muscle ne tarderont pas à se rejoindre et l'entropion se reproduira par blépharospasme.

Le procédé suivant dû à Streatfieldt présente certains avantages et donne quelquefois d'assez bons résultats, aussi le dironsnous.

Procédé de Streatfieldt. — La paupière étant saisie entre les pinces de Snellen ou de Pope, on pratique une incision parallèlement au bord libre et à une distance de 2 millimètres. Cette incision doit pénétrer jusqu'au cartilage. Une seconde incision parallèle à la première, mais plus éloignée du bord libre, pénètre directement jusqu'au tarse, suit la même direction et se confond avec la première aux deux extrémités. On saisit ensuite le lambeau compris entre les deux incisions et on le détache avec le bistouri en évitant de perforer la conjonctive.

Après l'opération on rapproche les bords de la plaie, sans qu'il soit besoin de pratiquer de suture, et l'on fait le pansement avec de l'eau fraîche. Cette opération offre un avantage considérable; celui de conserver les cils et de ne leur imprimer qu'une direction opposée à celle qu'ils avaient contractée. Ce résultat est dû à la cicatrice profonde occupant tous les tissus jusqu'au tarse et s'étendant surtout à la surface de la peau, laquelle en se rétractant redresse les paupières ainsi que les cils. Il présente cependant un inconvénient, celui de ne pas modifier la conformation du cartilage tarse et par conséquent d'être insuffisant dans les cas rebelles.

Nous devons à l'obligeance du Dr Poulet, aide-major, surveillant au Val-de-Grâce, la connaissance d'un procédé fort ingénieux dont l'inventeur est un empirique arabe, qui, grâce à lui, avait une réputation bien méritée du reste.

Voici l'opération de l'entropion telle que la pratiquait un Toubeco arabe Ahmed-Ben Toüeb, empirique et spécialiste fort intelligent qui exerçait dans la province de Constantine.

Il commençait par fixer la peau de la paupière supérieure à l'aide d'un crochet monté sur un fil ; — ce crochet ressemblait beaucoup à un hameçon. Une fois la peau soulevée, à l'aide d'un couteau bien affilé, il enlevait la portion exubérante, sur une longueur de un demi centimètre et déterminait ainsi une plaie elliptique à axe transversal. Le sang était arrêté et étanché à l'aide de coton cardé, ce qui lui permettait de saisir de nouveau les tissus sous-cutanés avec son crochet; l'opération était répétée jusqu'à ce qu'il fût en présence du cartilage tarse qu'il appelait la membrane jaune, et qu'il regardait comme la limite qu'on ne devait jamais dépasser, mais qu'il intéressait toujours un peu dans sa section. Dans un second temps il suturait les bords de la plaie à l'aide d'une aiguille armée d'un long crin de cheval huilé avec lequel il faisait une suture en surjet.

Le tout était recouvert d'un pansement simple avec du coton cardé très-propre, et une bande de flanelle.

La guérison était habituelle, aussi cet empirique jouissait-il d'une juste réputation.

N'ayant plus d'autres procédés opératoires à signaler, nous allons décrire celui du Dr Galezowski, mais afin de n'altérer en rien la doctrine de ce savant, nous résumons succinctement un de ses articles publiés *dans le Recueil d'ophthalmologie.*

Le traitement de l'entropion présente des difficultés assez considérables. Ces difficultés tiennent à la nature des lésions qui existent dans toute l'épaisseur de la paupière et, principalement, dans le tarse; lésions qui sont la conséquence des granulations. En effet, le travail inflammatoire granuleux, ayant pour point de départ la conjonctive, s'étend successivement au tissu sous-conjonctival et au tarse lui-même, qui dès-lors subit progressivement une dégénérescence de son tissu avec rétraction consécutive.

Le résultat obligé de ce processus inflammatoire est une déviation du bord palpébral tout entier en dedans; cette déviation ne peut s'accomplir en quelques jours.

La marche de la rétraction se fait d'une manière lente, progressive pendant de longues années. Il en résulte que la direction du bord palpébral tout entier devient de plus en plus vicieuse ; et que l'état des paupières au lieu de s'améliorer avec le temps ne fait au contraire que s'aggraver.

Pour remédier à cet état des choses, les moyens curatifs ne

doivent pas tendre à obtenir directement le redressement des cils; cela ne suffirait pas, car ils ne sont déviés que d'une manière secondaire. Pour enrayer la cause de la maladie, il faut s'attaquer directement au tarse et s'efforcer de le redresser.

Différents procédés chirurgicaux ont été employés dans ce but. Ces procédés ne sont pas applicables à l'entropion mais seulement au trichiasis, aussi croyons-nous inutile d'en faire la description.

M. Galezowski a un procédé très-simple dans son application et qui donne toujours des résultats très-satisfaisants. Ce savant ophthalmologiste a eu occasion de l'appliquer neuf fois; et sauf un cas où le résultat est très-incomplet, il a obtenu dans tous les autres des résultats certains et durables.

Pour nous personnellement, sur onze cas d'entropion consécutifs à une inflammation granuleuse nous n'avons constaté aucun insuccès; nous avons toujours vu l'opération réussir.

Dans cette opération, l'indication principale est d'attirer le bord palpébral au dehors et de le maintenir définitivement dans cette position.

Pour arriver à ce résultat et obtenir une guérison durable M. Galezowski se base sur les propriétés rétractiles du tissu inodulaire; il cautérise les tissus sous-cutanés au moyen du thermo-cautère et le tissu cicatriciel qui succède à la cautérisation détermine le renversement de la paupière en sens inverse de l'entropion. Il arrive ainsi au but désiré : redressement permanent du tarse et de la paupière en dehors.

Pour exécuter cette opération on fait usage du thermo-cautère, instrument d'une grande valeur dont nous allons donner la description et la manière de s'en servir.

Le thermo-cautère dont l'invention est due au Dr Paquelin est un instrument très-ingénieux qui occupe, aujourd'hui, une place des plus importantes dans la chirurgie, surtout depuis les nombreuses applications qui lui ont été assignées par MM. Verneuil et Krishaber.

La construction de cet instrument repose sur la propriété qu'a le platine préalablement échauffé de devenir incandescent au contact d’un mélange gazeux d’air et de certaines vapeurs hydrocarbonées, les vapeurs de pétrole par exemple.

Le bec de l’i strument peut être construit sous différentes formes suivant le genre d’opération que l’on doit faire.

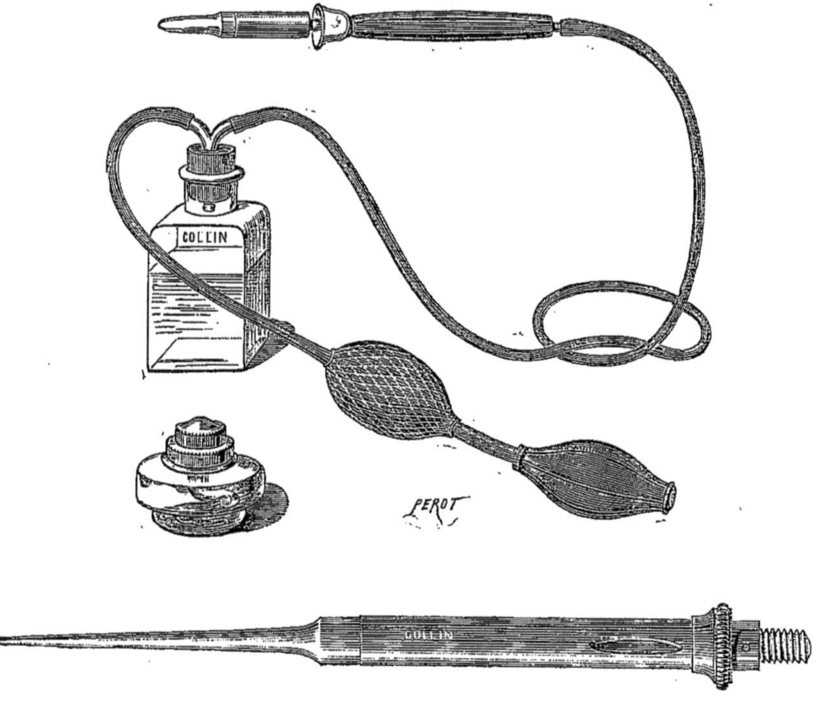

Le thermo-cautère se compose de trois parties principales : 1° d’un couteau à foyer de combustion, 2° d’un vase contenant le pétrole, 3° d’une soufflerie semblable à celle de l’appareil de Richardson.

Le cautère proprement dit se compose essentiellement d’un tube en platine fermé et aplati à son extrémité tranchante. Deux tubes concentriques y sont adaptés ; l’un interne qui plonge dans son intérieur, et est destiné à l’apport du mélange gazeux, l’autre externe, qui est soudé à son pourtour par l’une de ses extrémités et sert de voie de dégagement aux produits de combustion à l'aide d'orifices ménagés à l'autre extrémité. Ce dernier tube livre passage par son extrémité libre au tube interne qu'un pas de vis terminal permet de fixer sur un manche en bois canaliculé.

L'un de ces tubes reçoit de l'air atmosphérique de la soufflerie, l'autre livre passage à l'air saturé des vapeurs d'essence minérale ou de pétrole.

Mode d'emploi. — On chauffe préalablement le cautère de platine sur une lampe à alcool. Puis on fait fonctionner l'insufflateur en maintenant toujours l'instrument sur la lampe. Le cautère ne tarde pas à devenir incandescent et peut dès lors être employé, en ayant soin toutefois d'infuser de l'air hydrocarboné toutes les demi-minutes. L'incandescence se maintiendra de cette façon tout le temps de l'opération au même degré.

C'est à l'aide de cet instrument que M. Galezowski pratique l'opération de l'entropion, mais pour ne pas laisser de cicatrices vicieuses sur la paupière, il commence par faire une incision de la peau parallèle au bord palpébral, la disséque de haut en bas, puis cautérise avec le thermo-cautère tous les tissus qui recouvrent le tarse ainsi que la surface elle-même de ce dernier.

Description du procédé.

L'opération se pratique en deux temps :

Premier temps. — Le malade étant couché et anesthésié, on introduit une plaque en écaille sous la paupière pour préserver la cornée, puis on pratique sur la peau une incision parallèle au bord de la paupière et s'étendant d'un angle à l'autre de l'œil. On dissèque ensuite la peau des deux côtés de la plaie. Nous avons déjà indiqué dans quel but se fait cette dissection préalable.

Deuxième temps. — Une fois la dissection faite et les bords de la plaie fortement écartés au moyen de crochets; à l'aide d'un thermo-cautère à bout très-fin, on cautérise tous les tissus sous-cutanés, la couche musculaire, la couche du tissu cellulaire et enfin la surface du tarse.

Après l'opération, on nettoie bien les bords de la plaie, et on applique des compresses d'eau glacée. Dès le troisième jour, grâce à la laxité du tissu cellulaire de cette région, la paupière et la joue deviennent enflées, la suppuration s'établit et dure une huitaine de jours. Mais bientôt ces phénomènes inflammatoires s'amendent, les bords de la plaie se rapprochent et le tissu cicatriciel qui en résulte amène le redressement complet de la paupière et des cils. Quant à la plaie cutanée, grâce à la précaution prise au préalable d'inciser la peau avec le bistouri, les deux lèvres n'ont pas été touchées par le cautère, et au lieu d'avoir sur la paupière une large cicatrice rouge qui dure quelquefois fort longtemps, on a une cicatrice linéaire fort peu apparente et ne pouvant en rien défigurer le malade.

Ce procédé répond à toutes les indications sauf une, et ne présente en outre aucun inconvénient.

En effet, le redressement du tarse est obtenu d'une façon permanente par la rétraction du tissu inodulaire du tarse et de la peau.

La section des fibres de l'orbiculaire fait disparaître le blépharospasme. Une dernière indication : la réduction du blépharophimosis doit être rappelée. Mais ici, nous nous proposons de combler cette lacune en commençant par réduire le blépharophimosis au moyen de l'excellent procédé de M. le professeur Richet. Une fois la réduction opérée, nous remplissons toutes les autres indications par le procédé de M. Galezowski.

Observation I. — (Empruntée au *Journal d'Ophthalmologie*, publié par M. le Dr Galezowski.)

Madame V..., cuisinière, âgée de 48 ans, demeurant à Paris, vint à la consultation du Dr Galezowski au mois de février dernier. Elle souffrait de son œil droit depuis de longues années. Par l'examen on constata qu'il s'agissait d'ulcères superficiels de la cornée, consécutifs au frottement des cils déviés, et du renversement de la paupière supérieure en dedans. Cette femme raconta qu'elle avait les cils déviés depuis longtemps et qu'elle les arrachait tous les cinq ou six jours avec une pince.

Le bord inférieur de la paupière était dévié en dehors, ainsi que le point lacrymal. Evidemment la maladie principale était le trichiasis avec entropion, et pour obtenir la guérison on appliqua le nouveau procédé. L'opération fut très-simple ; une fois la peau incisée et largement disséquée en haut et en bas, on pratiqua une cautérisation de toutes les plaies de l'orbiculaire et de la surface externe du tarse. L'opération terminée, les bords de la plaie cutanée ont été réunis, et la malade a été soumise au pansement très-simple avec des compresses d'eau froide.

Dès le troisième jour il s'est déclaré un gonflement très-notable des deux paupières et de la joue ; la plaie a commencé à suppurer très-abondamment. Le quatrième jour les compresses d'eau froide ont été remplacées par des cataplasmes chauds de fécule de riz, un purgatif a été administré pendant plusieurs jours consécutifs.

Sous l'influence de ce traitement, tous les symptômes inflammatoires ont promptement cessé, la plaie s'est cicatrisée au bout de deux semaines, et le trichiasis a complètement guéri.

Ce fait, ajoute l'auteur, est le seul dans lequel il a observé un gonflement considérable et une inflammation avec suppuration, ayant simulé pendant quelques jours les symptômes érysipélateux. Dans tous les autres cas la cicatrisation s'est faite très-régulièrement et sans accident, comme on pourra le voir du reste par les observations qui suivent.

Quant au résultat définitif il a été aussi satisfaisant que possible; ayant revu la malade huit mois après l'opération, on a pu s'assurer que le bord de la paupière supérieure était légèrement écarté du globe, et que les cils avaient une direction normale. Depuis l'opération l'œil ne souffre plus, et la cornée qui était vasculaire et ulcérée par places s'est complètement guérie ; il ne reste que de petits nuages cornéens à la place des anciens ulcères.

OBSERVATION II. — (Personnelle.)

La nommée A..., âgée de 27 ans, employée aux halles chez une marchande de porc frais, se présente, pour la première fois, à la clinique du Dr Galezowski le 9 juin 1877. Elle souffre des yeux depuis l'âge de 17 ans. Son affection est survenue, dit-elle, à la suite d'un trouble dans la menstruation. Soignée d'abord par M. Desmarres pour une kératite granuleuse de l'œil gauche, elle peut reprendre son travail au bout de six mois. L'année suivante les deux yeux se prennent, elle retourne chez M. Desmarres, qui fait l'incision des granulations. Après trois mois de traitement un mieux sensible étant survenu, elle abandonne toute espèce de traitement.

Une nouvelle poussée se produit en 1869, elle va trouver M. Fanot, qui la traite jusqu'au moment de la guerre, par la cautérisation au sulfate de cuivre et au nitrate d'argent. Durant le siége elle est frappée par la petite vérole, maladie qui loin d'aggraver l'état de ses yeux, amène un mieux tellement sensible que pour la première fois depuis 1867 elle peut reprendre la lecture.

Pendant la commune, nouvelle rechute, suite d'une frayeur; mais cette fois elle se contente d'abandonner son travail, et retourne chez ses parents.

Mariée le 14 octobre 1876, ses règles s'interrompent deux mois après, et il survient en même temps une nouvelle poussée aiguë de granulations, s'accompagnant cette fois d'entropion; c'est dans cet état qu'elle se présente à la clinique. A l'examen des yeux nous pouvons constater une kératite granuleuse avec entropion de la paupière inférieure gauche, compliqué de districhiasis. La cornée gauche a un aspect nuageux, on y remarque quelques points légèrement ulcérés.

L'opération était urgente, aussi fut-elle promptement résolue et pratiquée le 19 juin 1877. Elle fut très-simple; la peau une fois incisée et largement disséquée en haut et en bas, on pratiqua une cautérisation de toutes les fibres musculaires et de la face externe du tarse. L'opération terminée les bords de la plaie furent réunis et la malade fut soumise au pansement très-simple avec des compresses d'eau froide.

Mercredi 20. La malade va très-bien; il y a un léger gonflement de la paupière.

Lundi 25. La plaie suppure et commence à se cicatriser; le gonflement n'a pas augmenté, la première rangée ne frotte plus contre la cornée.

Le 3 juillet la plaie est complètement cicatrisée, le tarse a repris sa position normale, l'entropion a disparu.

12 août. La malade va très-bien ; on procède à l'extraction par arrachement de la deuxième rangée.

Le 7 octobre, jour où nous revoyons la malade pour la dernière fois, la cornée a repris son aspect transparent, les cils n'ont pas repoussé, l'entropion ne s'est pas reproduit.

Observation III.

Madame V..., journalière, âgée de 57 ans, souffre des yeux depuis la guerre. Elle se présente pour la première fois à la clinique le 20 juin 1877, avec une atrophie de l'œil droit et une kératite granuleuse de l'œil gauche avec entropion de la paupière inférieure, au second degré. Elle a perdu son œil droit dans le jeune âge.

Depuis la guerre elle a été soignée par M. Desmarres et M. Fanot, qui l'a opérée une première fois de son entropion ; mais sans succès. En ce moment la conjonctive est enflammée ; la cornée a perdu sa transparence ; la malade ne peut pas se conduire seule. M. le Dr Galezowski décide sur le champ que deux opérations sont nécessaires : une première pour combattre le blépharophimosis ; l'autre pour lutter contre le renversement de la paupière en dedans.

La première séance a eu lieu le jeudi 21, et le blépharophimosis est opéré par le procédé de M. le Professeur Richet.

Le rétrécissement des paupières étant détruit, l'opération de l'entropion a lieu le mardi 3 juillet.

Depuis ce jour la malade n'a plus reparu à la clinique. Au mois d'octobre dernier nous lui écrivimes ; sur notre invitation, elle se rendit chez nous, où nous pûmes constater la complète guérison. La cicatrisation, à ce que nous dit Madame V..., s'était faite sans accident, la cornée avait repris sa transparence, et la maladê pouvait vaquer à toute ses occcupations.

Observation IV. — (Personnelle).

Madame D..., âgée de 27 ans, est malade depuis quinze années. Elle avait 12 ans lors de sa première atteinte. A cette époque étant à l'Enfant-Jésus, elle a été soignée par M. Giraldès, qui mit en usage les cautérisations au nitrate d'argent et au sulfate de cuivre. Les cils commençaient déjà à se dévier, affection qu'on tâcha d'arrêter en en pratiquant l'arrachement. Depuis l'âge de 13 ans et demi, la malade n'a plus suivi de traitement, et aujourd'hui nous pouvons constater une kératite granuleuse avec entropion de la paupière inférieure droite. La cornée est dépolie et commence même à s'ulcérer par points. Le tarse a complètement basculé. L'opération a lieu le 24 juillet; dix jours après la guérison était complète.

Observation V. — (Personnelle.)

Mademoiselle Eugénie G..., âgée de 9 ans et demi, est atteinte de conjonctivite granuleuse. Soignée d'abord à l'Enfant-Jésus, où elle reste 7 mois, il ne survient aucun mieux dans son état. Quelques mois après sa sortie elle vient à la clinique du Dr Galezowski, qui constate le trichiasis en même temps que l'affection primitive. Ce praticien distingué fait des cautérisations, et pratique cinq ou six fois l'arrachement des cils. Cette opération soulageait pour huit jours la malade. Depuis neuf mois elle a cessé toute espèce de traitement et aujourd'hui, 19 juin, elle revient avec un entropion de la paupière inférieure gauche.

L'opération a lieu le mardi 21 juin.

Le 10 juillet les bords de la solution de continuité sont complètement réunis, et l'entropion est réduit.

M. Cusco a employé le même procédé et nous trouvons consigné dans *la France médicale* du 6 mars 1878, sept observations qui ne relatent que des succès. M. Gauché, interne du service, a bien voulu nous montrer un infirmier de ses salles qui a été guéri, par ce moyen, d'un entropion double consécutif à une conjonctivite granuleuse, datant déjà de plusieurs années.

INDEX BIBLIOGRAPHIQUE.

De Vecker. — Maladies des yeux.
Cunier (Florent). — Ann. d'occul., t. V, 1841, p. 264.
Demours. — Traité des maladies d'yeux.
Galezowski. — Traité des maladies d'yeux, t. I.
Galezowski. — Recueil d'ophthalmologie. 2me série, juillet 1877, p. 269.
Champouillon. — Gaz. des hôpitaux, 1864, p. 595.
Duval (d'Argentan). — Ann. d'oculistique, t. XXXI, p. 155.
Deroubaix. — Ann. d'oculist., 1862, t. XLVII, p. 285.
Richet. — Union médicale de 1869, p. 614.
Pétrequin. — Ann. d'oculist., t. V, p. 264
Nivert. — De la contracture spasmodique de l'orbiculaire des paupières et de son traitement par l'incision du muscle et le bordage des paupières. (Bull. génér. de thérap. de Debout. Paris, 1861, t. LXI, p. 349.
Gautherin. — De l'entropion et d'un nouveau mode de traitement. Thèse de Paris, 1863.
Gerdy. — Recherches historiques et pratiques sur le renversement des cils. Journal de chirurgie de 1844, p. 225.
Ware. — Essay on the entropion. London 1806.
Crampton. — Ibidem — London 1808.
Tillaux. — Anatomie topographique.
Encyclopédie des sciences médicales, p. 320.

A. Parent, imprimeur de la Faculté de Médecine, rue M.-le-Prince, 31.

www.ingramcontent.com/pod-product-compliance
Ingram Content Group UK Ltd.
Pitfield, Milton Keynes, MK11 3LW, UK
UKHW021207230726
13926UKWH00001B/361

9 782014 021899